健康有道

便秘吃什么禁什么

吃对食材通肠道，避开禁忌享轻松

李淳 ◎ 编

润下

国文出版社
·北京·

图书在版编目（CIP）数据

便秘吃什么禁什么 / 李淳编. -- 北京：国文出版社，2025. -- ISBN 978-7-5125-1984-8

Ⅰ．R247.1

中国国家版本馆 CIP 数据核字第 20250Y3D04 号

便秘吃什么禁什么

编　　者	李　淳
责任编辑	罗敬夫
责任校对	刘沐雨
出版发行	国文出版社
经　　销	全国新华书店
印　　刷	三河市兴达印务有限公司
开　　本	787 毫米 ×1092 毫米　　　32 开
	2.5 印张　　　　　　　　　49 千字
版　　次	2025 年 7 月第 1 版
	2025 年 7 月第 1 次印刷
书　　号	ISBN 978-7-5125-1984-8
定　　价	29.80 元

国文出版社
北京市朝阳区东土城路乙 9 号　　邮编：100013
总编室：（010）64270995　　传真：（010）64270995
销售热线：（010）64271187
传真：（010）64271187-800
E-mail：icpc@95777.sina.net

引 言

夫便秘之症,非独病也,乃脏腑气血阴阳失和之象。《黄帝内经》云"魄门亦为五脏使",言排便赖中焦气机通降、肾阳温煦与津液濡润。今之人嗜膏粱、少运动、多劳思,致胃肠积热、气机壅滞、脾肾耗伤,终成秘结。

本书秉承"食养同源"古训,依五谷果蔬性味,合节气调配,以润通疏滞而不伤正气。如芝麻酱润肠、蜂蜜润燥、松子仁养血,皆取法自然,以食代药。

然养生贵在恒,书中诸方需依个人体质寒热虚实斟酌,更应配合起居、情志调适与导引之法,方能腑气通、阴阳和,除疾固本。

本书食疗方仅供养生参考,不可替代医疗诊治。急症、孕妇、慢性病及特殊体质者,使用前需咨询医师或营养师。因个体差异,若有不适,请立即停用就医。

目录

Contents

第一章 什么是便秘

粪便的形成 ………………………… 01
便秘的诊断标准 …………………… 01
哪些人群容易便秘 ………………… 02
哪些疾病可能引起便秘 …………… 02
便秘易引发的疾病 ………………… 02
便秘的危害 ………………………… 03
如何预防便秘 ……………………… 03

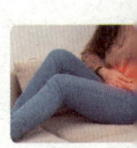

第二章 润肠通便的食物有哪些

谷物、豆类及豆制品 ……………… 04
蔬菜、菌类 ………………………… 16
水果 ………………………………… 36
肉类、海产 ………………………… 45
干果 ………………………………… 53
饮品 ………………………………… 57
调味酱、食用油 …………………… 60

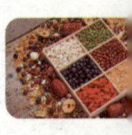

第三章 便秘患者慎吃的食物有哪些

谷物、豆类及豆制品 ……………… 62
蔬菜 ………………………………… 64
水果 ………………………………… 66
肉类、海鲜 ………………………… 68
调味品 ……………………………… 71
饮品 ………………………………… 75

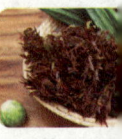

第一章　什么是便秘

粪便的形成

食物先在胃和小肠进行消化吸收，剩下的糊状残渣进入大肠。大肠不消化食物，其主要功能是吸收水分、无机盐和维生素，同时通过蠕动把糊状残渣转变成固态，这就形成了粪便。粪便里有未消化的纤维素、结缔组织，还有来自上消化道的一些分泌物，如黏液、胆色素、黏蛋白、消化液、消化道黏膜脱落的残片等。如不吃蔬菜和粗粮等富含纤维素的食物，粪便组成常是一致的，即65%水分、35%固体。正常的粪便一般呈圆柱形，其颜色、性状、酸碱度等会受到饮食和药物的影响。

便秘的诊断标准

持续2周及2周以上排便困难的可称为便秘，具体表现为排便次数减少（少于3次/周）、排便时间延长（严重时超过30分钟）、大便性状改变（粪便干结）、排便困难费力且有不尽感。需要强调的是，在诊断结果为便秘后，要区分是功能性便秘还是器质性便秘，应该找到引起便秘的原因，而非仅考虑缓解便秘的症状。

哪些人群容易便秘

易发生便秘的人群有：老年人、孕妇、久坐不动者、饮食结构不合理者、精神压力大或情绪波动大者、儿童及排便习惯不良者、有器质性病变的人群、长时间服用解痛镇痛类药品的人群等。当然，其中不同人群易患便秘的原因也是不同的。比如，长期久坐抑制肠道蠕动，使腹部血液循环受阻，易引发习惯性便秘；长期紧张、焦虑影响激素分泌，抑制肠道蠕动和消化液分泌，易引发功能性便秘；饮食结构不合理，膳食纤维摄入不足，易导致大便干结难排。

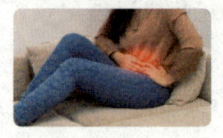

哪些疾病可能引起便秘

肠道器质性病变：肿瘤、炎症或其他原因引起的肠腔狭窄或梗阻；直肠、肛门病变：直肠内脱垂、痔疮、盆底病等；内分泌或代谢性疾病：糖尿病、甲状腺功能低下等；免疫系统性疾病：硬皮病、红斑狼疮等；神经系统疾病：脑卒中、脊髓损伤以及周围神经病变等；肠管平滑肌或神经源性病变；结肠神经肌肉病变：假性梗阻、先天性巨结肠、巨直肠、结肠冗长等；神经心理障碍。

便秘易引发的疾病

便秘可引发局部的消化

道症状、全身症状。前者包括下腹胀满不适、肠鸣、恶心、排气、打嗝、食欲不振等。后者包括头痛、疲劳、口苦、心悸、心烦易怒、营养不良等。此外,便秘还有可能引发各种疾病,比如痤疮、肛裂、痔疮、急性阑尾炎、直肠癌、糖尿病、肥胖症、抑郁症等。

便秘的危害

便秘对不同人群的危害各异。如可引发肝硬化患者食管胃底静脉曲张破裂出血,诱发肝性脑病;会加重前列腺患者的病情;让肺结核咯血者再度咯血;增加糖尿病患者失明、心梗的风险;导致儿童尿频、遗尿,加重其心理负担;使女性皮肤状态变差等。

如何预防便秘

预防习惯性便秘,可从多方面着手:晨起喝温开水或淡盐水,刺激肠道蠕动;饮食上,避免食物过于精细,多吃富含膳食纤维的食物,不偏食;养成定时排便的习惯,排便时集中注意力;坚持运动,克服"贪安少动"的状态,合理安排生活与工作,尤其对于久坐的脑力工作者,更应适当锻炼。常按摩腹部,有助于促进肠道蠕动。此外,勿依赖泻药,长期服用泻药易致贫血、抵抗力下降、营养不良等问题。

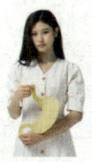

第二章 润肠通便的食物有哪些

谷物、豆类及豆制品

糙米

【每日用量】

50 克左右。

【食疗作用】

提高人体免疫力,加速血液循环,消除烦躁情绪,促进肠道有益菌的繁殖,加速肠道蠕动,软化粪便;预防心血管疾病、贫血症、便秘以及肠癌;对糖尿病、肥胖症有食疗作用。

【选购与保存】

选择色泽晶莹、颗粒均匀,无黄粒、霉烂气味,将手插入其中,无油腻感且米粉较少,手碾米粒不易碎的糙米。放入干燥的密封容器内,置阴凉处保存。

【适合人群】

一般人群均适宜食用。

【相宜搭配】

糙米 + 红薯	减肥
糙米 + 大豆	缓解更年期综合征
糙米 + 牛奶 ✓	解毒、通便
糙米 + 尖椒	防止维生素 C 被氧化

第二章 润肠通便的食物有哪些

【推荐菜品】

糙米大杂烩 …… 润肠通便、均衡营养

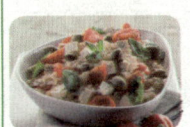

材料 糙米100克，西红柿1个，豆腐50克，橄榄油、蒜末、酱油、鸡精各适量。

制作 ①糙米泡发，洗净，蒸熟；豆腐洗净，用水焯熟，捞出沥干水分并切块；西红柿洗净切块。②起油锅，加入蒜末爆香，放入西红柿炒匀，放入豆腐，加入酱油、鸡精，炒至金黄即可。

燕麦

【每日用量】

40克左右。

【食疗作用】

健脾、益气、补虚、止汗、养胃、润肠，可辅助预防和治疗动脉硬化、脂肪肝等疾病，对便秘、水肿有一定食疗作用，还能增强体质，有抗菌、抗氧化及提升免疫力、预防流感的辅助功效。

【选购与保存】

看燕麦外表有无谷糠，若有谷糠脱落则表明燕麦已变质，不宜购买。可室温长期储存。

【适合人群】

便秘、糖尿病、高血压、动脉硬化等疾病患者。

【搭配宜忌】

燕麦 + 大枣 ✓ 健脾养胃

燕麦 + 红薯 ✗ 过量食用导致胀气

【推荐菜品】

燕麦菜心包 · · · · · · · · · · · 宽肠通便、益气健脾

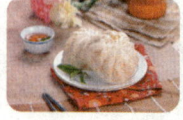

材料 低筋面粉500克,菜心、猪肉、砂糖、燕麦各100克,泡打粉、干酵母、改良剂各适量。

制作 ①面粉开窝,加入砂糖等材料,糖化后搓揉至面团顺滑,擀成薄形皮。②包入以菜心、猪肉、燕麦等做成的馅料,收口捏紧,大火蒸约8分钟。

荞麦

【每日用量】

60克左右。

【食疗作用】

健胃、消积、止汗,对胃痛胃胀、消化不良等病症有一定的食疗作用。其所含的膳食纤维有助于预防便秘。

【选购与保存】

挑选大小均匀、质实饱满、有光泽的麦粒。常温干燥通风处储存。荞麦面须与干燥剂同放低温环境下保存。

【适合人群】

一般人群均可食用,尤其适合糖尿病、高血压、牙周炎、牙龈出血和胃病等疾病患者。

【搭配宜忌】

荞麦 + 玉米 ✓	可调节血糖
荞麦 + 猪肉	易导致脱发
荞麦 + 黄鱼 ✗	会导致消化不良

第二章 润肠通便的食物有哪些

【推荐菜品】

荞麦黄豆浆 …… 健脾益气、宽中润燥

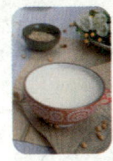

材料 荞麦50克,黄豆50克,冰糖适量。

制作 ①黄豆、荞麦洗净并浸泡至发软。②放入豆浆机中,加水搅打成豆浆并煮沸,滤出渣滓加入冰糖拌匀。

粳米

【每日用量】

50~100克。

【食疗作用】

养阴生津、除烦止渴、健脾胃、补中气、固肠止泻,米汤、粥油有补虚的食疗功效。

【选购与保存】

选择颗粒饱满、有光泽、干燥、无虫、无沙粒、米灰和碎米较少、有清香味且无霉变的粳米。在阴凉、通风、干燥处保存。

【适合人群】

一般人群均适宜食用。尤其适合病后、产后体弱人群。

【相宜搭配】

粳米 + 牛奶	补虚损、润五脏
粳米 + 油菜	健脾补虚 ✓
粳米 + 菟丝子	补虚、益脾胃
粳米 + 松子仁	健脾养胃

【推荐菜品】

豌豆玉米胡萝卜饭 …… 润肠通便、均衡营养

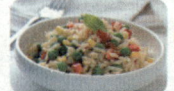

材料 粳米100克,豌豆50克,玉米1根,胡萝卜1根,红柿子椒1个,橄榄油、蒜末各适量。

制作 ①粳米洗净煮熟;豌豆、胡萝卜洗净蒸熟,胡萝卜切块;玉米洗净,蒸熟,剥成粒;柿子椒洗净切成粒后炒熟。②橄榄油热锅加蒜末爆香,加入豌豆、胡萝卜、玉米、柿子椒炒匀,加入粳米,再拌炒均匀。

小米

【每日用量】

50~250克。

【食疗作用】

健脾、和胃、安眠,防治消化不良,对预防流产、维持生长和生殖能力正常有一定的辅助食疗作用。

【选购与保存】

在正规商场或大超市购买,挑选米粒大小和颜色均匀、无虫无杂质的小米。在低温、干燥、避光处贮存。

【适合人群】

适宜脾胃虚弱、反胃、呕吐、泄泻及伤食腹胀之人食用。

【搭配宜忌】

小米 + 大枣	✓	益气补血
小米 + 黄豆		健脾和胃
小米 + 杏仁	✗	易使人呕吐

【推荐菜品】

小米豆浆 —— 润肺益气、生津除烦

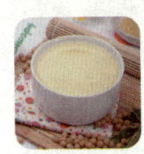

材料 小米50克,黄豆50克,冰糖适量。

制作 ①黄豆、小米洗净并浸泡至发软。②放入豆浆机中,加水搅打并煮沸,滤出豆渣后趁热加入冰糖拌匀。

注意 胃脘胀痛、腹胀等慢性消化道疾病患者应少食,慢性肠炎等疾病患者忌食。

玉米

【每日用量】

100克。

【食疗作用】

有开胃、利胆、通便、利尿、软化血管、延缓细胞衰老、防癌抗癌等食疗作用;其丰富的纤维素可刺激肠蠕动,防止便秘,促进胆固醇代谢,加速肠内毒素排出。

【选购与保存】

挑选整齐、饱满、籽粒间无缝隙、色泽金黄、表面光亮的玉米。去除外皮、毛须,洗净擦干,用保鲜膜包好放入冰箱冷藏。

【适合人群】

适用于水肿、脚气病、排尿不利、腹泻、动脉粥样硬化、冠心病、习惯性流产、不育症等病症患者。

【搭配宜忌】

玉米 + 菜花 ✓	健脾养胃
玉米 + 田螺 ✗	易引发腹痛
玉米 + 菠菜	影响维生素吸收

【推荐菜品】

玉米炖排骨 通肠润便、清热利水

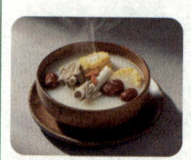

材料 玉米3根,排骨500克,枸杞、大枣各5克,葱、姜各适量。

制作 ①排骨洗净斩块,枸杞、大枣泡发,玉米洗净切块,葱、姜切丝。②排骨焯水后沥干。③锅中重新注水加所有材料,大火烧开转文火炖30分钟调味即可。

黄豆

【每日用量】

70克左右为宜。

【食疗作用】

健脾、益气、宽中、润燥、补血、降低胆固醇、利水,对糖尿病患者有食疗作用,能促进酶催化等新陈代谢过程。

【选购与保存】

挑选颗粒饱满、大小颜色一致、无杂色霉变的黄豆。晒干后用塑料袋包起来,放阴凉干燥处保存。

【适合人群】

一般人群均可食用。

【搭配宜忌】

黄豆 + 大枣 ✓	可补血、降血脂
黄豆 + 花生	美容
黄豆 + 酸奶 ✗	影响钙消化
黄豆 + 菠菜	可能导致消化不良

第二章 润肠通便的食物有哪些

【推荐菜品】

黄豆拌豆芽 —— 清热利湿、润肠通便

材料 黄豆100克，黄豆芽150克，葱、辣椒、橄榄油、盐各适量。

制作 ①黄豆洗净后浸泡2小时，黄豆芽焯水。②浸泡好的黄豆蒸熟，将黄豆和豆芽放盘中加橄榄油和盐拌匀，撒葱花、辣椒即可。

红豆

【每日用量】

50克左右为宜。

【食疗作用】

含有较多皂角苷，有利尿、解酒、解毒等食疗功效。其所含膳食纤维有助于润肠通便、降血压、降血脂、调节血糖。

【选购与保存】

选择无虫蛀、表面平滑，稍具光泽或无光泽，颗粒饱满、色紫发暗的红豆。干燥保存。

【适合人群】

适宜肾脏性水肿、心脏性水肿、肝硬化腹水、营养不良性水肿以及肥胖症等疾病患者食用。

【搭配宜忌】

红豆 + 鸡肉	✓	补肾滋阴
红豆 + 盐	✗	降低人体对红豆的营养吸收
红豆 + 羊肝		易引起不良反应

【推荐菜品】

红豆牛奶羹 …… 清热生津、润肠通便

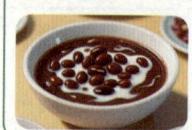

材料 红豆100克,鲜奶100毫升或炼奶30毫升。

制作 ①红豆洗净后泡软,捞出蒸熟。②放凉后浇上牛奶或炼奶拌匀即可。

绿豆

【每日用量】

约40克。

【食疗作用】

对降压、降脂、滋补强身、调和五脏、保肝、清热解毒有食疗作用。

【选购与保存】

观察颜色和外形,褐色表示变质,白点多说明被虫蛀。在阳光下暴晒5小时后趁热密封保存。

【适合人群】

适合多数人群适量食用,尤其适合夏季需消暑补水者、有口干口苦等"上火"症状或湿热体质者。

【搭配宜忌】

绿豆 + 燕麦	✓	提高营养价值
绿豆 + 榛子	✗	易腹痛、腹泻
绿豆 + 西红柿		易腹泻

【推荐菜品】

绿豆豆浆 …… 清热解毒、润肠通便

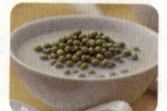

材料 绿豆30克,黄豆50克,冰糖适量。

制作 ①将黄豆、绿豆洗净并浸泡,放入豆浆机搅打并煮沸。②滤出豆渣后加入冰糖拌匀。

第二章 润肠通便的食物有哪些

蚕豆

【每日用量】

30克左右。

【食疗作用】

健脾益气、祛湿,对脾胃气虚、胃呆少纳、不思饮食、大便溏薄、慢性肾炎、肾病水肿、食管癌、胃癌、宫颈癌等病症有辅助疗效。

【选购与保存】

挑选筋为绿色、皮薄肉嫩的蚕豆。存于低温、干燥避光的器皿,5℃以下,水分含量11%以下,密封保存。

【适合人群】

适用于大便溏薄、慢性肾炎等病症患者及老人、学生、脑力工作者、高胆固醇患者、便秘者。

【搭配宜忌】		
蚕豆 + 枸杞	✓	滋补肝肺
蚕豆 + 白菜		利尿
蚕豆 + 田螺	✗	易腹胀、腹痛
蚕豆 + 牡蛎		影响对锌的吸收

【推荐菜品】

韭菜炒蚕豆 —— 健脾益气、润肠通便

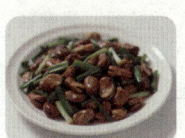

材料 蚕豆150克,韭菜100克,盐5克,味精1克,食用油适量。

制作 ①韭菜洗净切段,蚕豆洗净煮熟。②锅中放油烧热,放入蚕豆、韭菜炒熟,调入盐、味精。

注意 阴虚火旺者不宜多食韭菜。

黑豆

【每日用量】

30克左右为宜。

【食疗作用】

祛风除湿、调中下气、活血、解毒、利尿、明目等食疗作用。其含有的维生素E可养颜美容，所含膳食纤维有助于预防便秘。

【选购与保存】

挑选豆粒完整、大小均匀、颜色乌黑的黑豆，不选表面有研磨般光泽的。存于密封罐，置于阴凉处保存。

【适合人群】

适用于体虚者、脾虚水肿者、小儿盗汗者、自汗者。

【搭配宜忌】

搭配	宜忌	说明
黑豆 + 牛奶		有利维生素 B_{12} 吸收
黑豆 + 排骨	✓	补肾活血
黑豆 + 高粱		顺气益肾
黑豆 + 蓖麻子	✗	产生不良反应

【推荐菜品】

黑豆时蔬沙拉 …… 清热解暑、除烦止渴

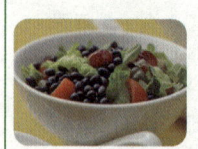

材料：黑豆80克，白菜100克，木瓜50克，西红柿1个，橄榄油、沙拉酱、蜂蜜各适量。

制作：①黑豆泡发蒸熟加蜂蜜。②白菜切丝，木瓜、西红柿切丁，将所有食材混合加橄榄油、沙拉酱拌匀。

豆腐

【每日用量】

约70克。

【食疗作用】

有益气宽中、生津润燥、保养脾胃、降低血铅浓度、保护肝脏、促进机体代谢等食疗作用。

【选购与保存】

优质豆腐呈均匀乳白色或淡黄色，稍有光泽；质量较差的色泽发深直至浅红色，无光泽；劣质豆腐呈深灰色、深黄色。最好现买现吃。

【适合人群】

适宜心血管疾病、糖尿病等病症患者食用。

【搭配宜忌】

豆腐 + 金针菇	✓	益智强体
豆腐 + 羊肉		清热泻火
豆腐 + 蜂蜜	✗	易腹泻
豆腐 + 菠菜		影响对钙的吸收

【推荐菜品】

上海青豆腐 …… 润肠通便、清热解暑

材料 上海青、豆腐丁、鸡胸肉丁各适量，蒜粒10克，淀粉、葱各15克，黑豆、料酒、甘草、金银花、盐各适量。

制作 ①黑豆、金银花、甘草煎成汁，鸡肉加料酒、盐和淀粉腌制后滑熟。②葱蒜爆香，加入上海青与药汁煮开，勾芡，放入豆腐丁与鸡胸肉丁煮2分钟。

注意 内火偏旺、痰湿重者不宜食用。

蔬菜、菌类

菠菜

【每日用量】

80~100克。

【食疗作用】

对痔疮、慢性胰腺炎、便秘、肛裂等病症有食疗作用,能促进生长发育、增强抗病能力、促进新陈代谢、延缓衰老。

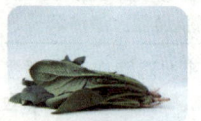

【选购与保存】

挑选叶色较青、新鲜、无虫害的菠菜。冬天可用保鲜袋保存,0℃以上时,在菜叶上套塑料袋,根朝下戳在地上。

【适合人群】

脑力工作者,糖尿病、高血压患者,便秘者,贫血者,坏血病患者,皮肤粗糙、过敏者。

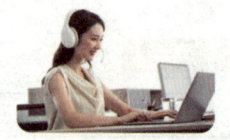

【搭配宜忌】

菠菜 + 鸡血	✓	护肝养肝
菠菜 + 花生		美白肌肤
菠菜 + 鳝鱼	✗	会导致腹泻
菠菜 + 核桃		会引起结石

第二章 润肠通便的食物有哪些

【推荐菜品】

果仁菠菜 ········· 补血、润肠通便

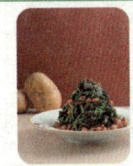

材料：菠菜、花生仁、盐、鸡精。
制作：先焯熟菠菜，再炒香花生仁，晾凉，两者混合后调味。
注意：适用于便秘、消化不良、贫血等病症患者。

包菜（圆白菜）

【每日用量】

100 克左右。

【食疗作用】

含植物杀菌素，可帮助抑菌消炎，缓解咽喉疼痛等不适症状。富含多种营养成分，能提高免疫力，还可增进食欲、促进消化，有助于预防便秘、感冒。

【选购与保存】

挑选新鲜、结球紧实的优质包菜，重的口感更好。宜冷藏。

【适合人群】

适用于胃及十二指肠溃疡患者、糖尿病患者、易骨折的老年人。

【搭配宜忌】

包菜 + 西红柿	益气生津
包菜 + 木耳 ✓	排毒清肠
包菜 + 黄瓜	会降低营养价值
包菜 + 兔肉 ✗	会引起腹泻

【推荐菜品】

芝麻包菜 —— 润肠通便、健脾益胃

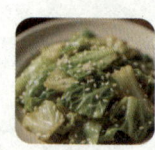

材料 白芝麻10克,包菜500克,食用油、盐各适量。

制作 ①芝麻洗净小火炒香。②包菜洗净切片,炒锅加油烧热,放入包菜炒熟,加入盐拌匀,撒上芝麻。

注意 适用于便秘、糖尿病、肥胖症患者。

小白菜

【每日用量】

70克。

【食疗作用】

具有解热除烦、促进新陈代谢、清肝等食疗作用。可通肠利胃、促进肠管蠕动,保持大便通畅。还能健脾利尿、促进吸收,有助于荨麻疹消退。

【选购与保存】

挑选叶色较青、新鲜、无虫害的小白菜。冬天用塑料袋包裹冷藏可保存2~3天,带根贮藏可延长1~2天。

【适合人群】

一般人皆可食用,尤其适合肺热咳嗽、便秘、丹毒、漆疮、疮疖等疾病患者及缺钙者。

【搭配宜忌】

搭配		功效
小白菜 + 虾皮	✓	增强免疫力
小白菜 + 猪肉	✓	促进儿童成长
小白菜 + 兔肉	✗	会引起腹泻
小白菜 + 醋	✗	导致营养流失

【推荐菜品】

小白菜烩豆腐 —— 清肠解毒、调和脾胃

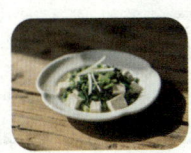

材料 小白菜300克,豆腐250克,葱白30克,蒜蓉20克,食用油、高汤、盐、鸡精、水淀粉适量。

制作 ①小白菜洗净剁碎,豆腐洗净切丁,葱白洗净切丝。②炒锅注油烧热,放入蒜蓉炒香,滑炒豆腐。③加适量高汤,放入小白菜煮开,加葱白、盐、鸡精调味,用水淀粉勾芡。

竹笋

【每日用量】

50克。

【食疗作用】

能降火气、润肠道,帮助分解油腻食物。所含粗纤维可促进肠道蠕动,特别适合饭后肚胀时调节消化。

【选购与保存】

挑选节与节紧挨着的嫩笋,外皮黄亮带点粉的更新鲜。买回家后,用保鲜袋装好放冰箱,最好一周内吃完,放久了口感会像嚼干草。

【适合人群】

适合想保持苗条身材的朋友,以及经常感觉排便费力的人群。

【搭配宜忌】

竹笋 + 鸡肉 ✓	促进消化
竹笋 + 猪腰 ✓	补肾利尿
竹笋 + 羊肉 ✗	易引发腹胀
竹笋 + 豆腐 ✗	易使胃部产生不适

【推荐菜品】

笋菇炒肉片 —— 改善排便不畅

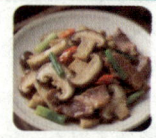

材料 竹笋5根,香菇5朵,瘦肉100克,食用油、盐适量。

制作 所有食材切片焯水,热油翻炒至熟透,简单加盐调味即可。

芦笋

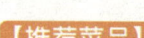

【每日用量】

50克。

【食疗作用】

调节机体代谢,提高免疫力,有益脾胃。

【选购与保存】

挑选全株形状正、笋尖花苞紧密、未长腋芽、无腐臭味、表皮鲜亮的芦笋。储存温度不宜过高。

【适合人群】

适用于高血压、高脂血症、便秘等病症患者。

【搭配宜忌】

芦笋 + 沙拉	✓	润肠通便
芦笋 + 冬瓜	✓	降压降脂
芦笋 + 羊肉	✗	易引发腹痛、腹泻
芦笋 + 羊肝		降低营养价值

【推荐菜品】

鲜芦笋炒银耳 —— 清热利尿、清肠解毒

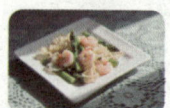

材料 芦笋200克,银耳100克,虾仁50克,盐、鸡精、食用油各适量。

制作 ①芦笋切段,银耳泡发,虾仁切片,芦笋焯水。
②再与银耳、虾仁滑炒,加盐和鸡精调味。

第二章 润肠通便的食物有哪些

韭菜

【每日用量】

50克。

【食疗作用】

温肾助阳、益脾健胃、行血理血、润肠通便,可养肝,增强脾胃之气。

【选购与保存】

冬春产的韭菜叶薄柔软,夏季产的韭菜叶肉厚实。挑选有光泽、叶片不下垂的新鲜韭菜。韭菜不耐储存,最好现买现吃。

【适合人群】

适用于夜盲症、干眼症、体质虚寒、皮肤粗糙、便秘、痔疮等患者。尤适合便秘、跌打损伤等病症患者。

【搭配宜忌】

韭菜 + 豆腐 ✓	有助于防治便秘
韭菜 + 绿豆芽	通便补虚
韭菜 + 蜂蜜 ✗	会导致腹泻
韭菜 + 白酒	容易上火

【推荐菜品】

葱油韭菜拌豆腐干 润肠通便

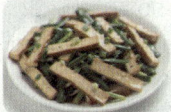

材料 韭菜400克,豆腐干200克,大葱一根,食用油、盐、生抽、香油各适量。

制作 ①豆腐干切细条,韭菜洗净切段,大葱洗净切末。②炒锅加油烧至七成热,下入豆腐干翻炒,再倒入韭菜同炒至微软。③加葱花、盐、鸡精、老抽和香油一起炒匀即可。

西红柿

【每日用量】

2~3个。

【食疗作用】

具有止血、降压、利尿、健胃消食、生津止渴等食疗功效,能助消化、润肠通便,还可补血养血、增进食欲。

【选购与保存】

挑选个大、饱满、色红成熟、紧实的西红柿。常温通风处可保存3天左右,冰箱冷藏可保存5~7天。

【适合人群】

适用于发热、口渴、食欲不振、习惯性牙龈出血、贫血、头晕、心悸、高血压、急慢性肝炎、急慢性肾炎、夜盲症、近视等病症患者。尤适合食欲不振、贫血、便秘等疾病患者。

【搭配宜忌】

搭配		功效
西红柿 + 芹菜	✓	健胃消食
西红柿 + 山楂		降低血压
西红柿 + 南瓜	✗	会降低营养

【推荐菜品】

西红柿菠菜汤 —— 增进食欲、缓解便秘

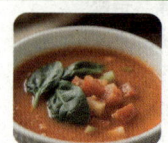

材料 西红柿150克、菠菜150克、盐适量。

制作 ①先处理食材,西红柿去皮切丁,菠菜焯水切段。②锅中加水煮开,加入西红柿煮沸,放入菠菜,待汤再沸,加盐调味。

第二章 润肠通便的食物有哪些

豌豆

【每日用量】

50克。

【食疗作用】

有益中气、止泻痢、调营卫、利排尿、消痈肿、解乳石毒的食疗功效,富含粗纤维,能清洁大肠。

【选购与保存】

手握有咔嚓声表示新鲜,选择饱满、柔软,外表无明显皱纹或损伤的。荚果扁圆形最佳,正圆形或筋线凹陷表示过老。生的青豌豆可冷藏,剥出的豌豆适合冷冻,最好1个月内吃完。

【适合人群】

适用于脱肛、慢性腹泻、子宫脱垂患者。尤适用于贫血、便秘患者。

【搭配宜忌】

豌豆 + 虾仁	✓	能提高营养价值
豌豆 + 蘑菇		可消除食欲不振
豌豆 + 蕨菜	✗	会降低营养
豌豆 + 菠菜		影响钙的吸收

【推荐菜品】

豌豆炒胡萝卜 ……… 补气血、润肠通便

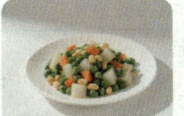

材料 豌豆200克,黄豆100克,冬瓜150克,胡萝卜50克,食用油、盐、鸡精、水淀粉适量。

制作 ①将豌豆、黄豆分别洗净,焯水,捞起沥干;冬瓜和胡萝卜分别去皮,洗净和切丁。②炒锅注油烧热,放入胡萝卜和冬瓜滑炒,再放入豌豆和黄豆炒熟。③加盐和鸡精调味,加水淀粉勾芡即可。

黄瓜

【每日用量】

1根。

【食疗作用】

除湿、利尿、降脂、镇痛、助消化,所含纤维素能促进排便,有助于预防便秘。

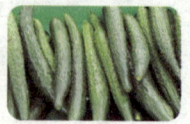

【选购与保存】

挑选色泽亮丽、有刺状凸起且顶花的黄瓜。擦干表面水分,密封冷藏。

【适合人群】

适用于热病、肥胖、高血压、高血脂、水肿、糖尿病及便秘患者。

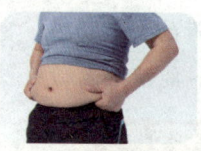

【搭配宜忌】

黄瓜 + 大蒜	✓	排毒瘦身
黄瓜 + 菜花	✗	影响维生素C的吸收
黄瓜 + 花生		导致腹泻

【推荐菜品】

黄瓜西红柿 —— 排毒养颜、利便利尿

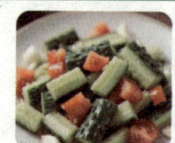

材料 嫩黄瓜1根,小西红柿10个,芥末、生抽各适量。

制作 黄瓜切条,西红柿切丁摆盘,用芥末和生抽制成味碟蘸食。

黄花菜

【每日用量】

15克。

【食疗作用】

具有清热、利湿、利尿、健胃消食、明目、安神、止血、通乳、消肿等食疗功效，可预防多种疾病。

【选购与保存】

选择菜条丰润，色泽呈黄白色或金黄色，油分大，弹性强，香气纯正且浓郁的黄花菜。

【适合人群】

适用于情志不畅、神经衰弱等精神方面不适者，以及气血亏损人群。适用于便秘、大便带血、排尿不利等患者。

【搭配宜忌】

黄花菜 + 猪肉	✓	能增强体质
黄花菜 + 马齿苋		可清热祛毒
黄花菜 + 鹌鹑	✗	会引发痔疮
黄花菜 + 驴肉		会引起中毒

【推荐菜品】

肉丝炒黄花菜 —— 以补气血、润肠通便

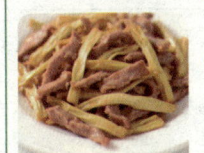

材料　肉丝、黄花菜各200克，生抽、料酒、淀粉、盐、食用油、葱姜蒜各适量。

制作　①黄花菜洗净，沥干；肉丝加生抽、料酒、淀粉、盐抓匀腌制10分钟。②肉丝炒至变色盛出备用，锅里留底油爆香葱姜蒜。③大火翻炒黄花菜1分钟，加入肉丝，加盐调味。

黄豆芽

【每日用量】

50克。

【食疗作用】

有清热明目、补气养血、润肠通便、防止牙龈出血、防止心血管硬化、降低胆固醇等食疗功效,还对青少年生长发育有益,能健脑、抗疲劳。

【选购与保存】

选购顶芽大、茎长、有须根的豆芽,避免选购颜色雪白和有刺激味道的豆芽。可用水浸泡保存或冰箱冷藏保存。

【适合人群】

适用于胃中积热、妇女妊娠、高血压、癫痫、肥胖、便秘、痔疮等病症患者。

【搭配宜忌】

黄豆芽 + 黑木耳	能提供多种营养
黄豆芽 + 牛肉 ✓	有助于预防感冒
黄豆芽 + 猪肝	会破坏营养吸收
黄豆芽 + 皮蛋 ✗	会导致腹泻

【推荐菜品】

松仁豆芽 ———— 增强免疫力、缓解便秘

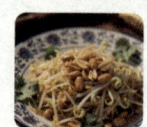

材料 黄豆芽300克,松仁50克,食用油、盐适量。

制作 先处理黄豆芽,再炒香松仁,捞出备用,接着炒黄豆芽并加入松仁,最后调味。

雪里蕻

【每日用量】

50克。

【食疗作用】

具有消肿、开胃消食、温中利气、明目利膈的食疗功效，可对预防多种病症有辅助作用，还能促进胃肠消化，增进食欲。

【选购与保存】

选择颜色青绿、有香气鲜味、质地脆嫩且无杂质的雪里蕻。加盐装袋密封后在阴凉处放置约20天即可食用。

【适合人群】

适用于咳嗽多痰、牙龈肿烂、便秘患者。

【搭配宜忌】

搭配	功效
雪里蕻 + 猪肝	有助于钙的吸收 ✓
雪里蕻 + 百合	滋阴润肺
雪里蕻 + 鲫鱼	容易引发水肿 ✗
雪里蕻 + 醋	会降低营养价值

【推荐菜品】

雪里蕻豌豆 …… 有助减肥、缓解便秘

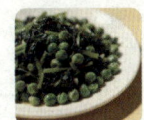

材料 雪里蕻400克，豌豆200克，食用油、盐适量。

制作 处理好食材后，热油爆香配料，加入豌豆和雪里蕻翻炒调味。

胡萝卜

【每日用量】

1根。

【食疗作用】

有健脾和胃、补肝明目、清热解毒、降气止咳等食疗功效,可刺激肠道蠕动,用于肠胃不适、便秘等情况。

【选购与保存】

挑选头粗大,质地脆嫩、外形完整,表面有光泽、拿在手里感觉沉重的胡萝卜。加热放凉后用容器保存,冷藏可保鲜5天,冷冻可保鲜2个月左右。

【适合人群】

适用于高血压、夜盲症、干眼症、营养不良、食欲不振、皮肤粗糙、便秘等病症患者。

【搭配宜忌】	
胡萝卜 + 香菜 ✓	开胃消食
胡萝卜 + 菠菜	润肠通便
胡萝卜 + 酒 ✗	损害肝脏
胡萝卜 + 柠檬	破坏原有营养成分

【推荐菜品】

山药炒胡萝卜 …… 开胃消食、润肠通便

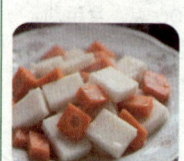

材料 山药、胡萝卜各200克,冰糖、蜂蜜各适量,盐少许。

制作 ①山药、胡萝卜洗净切块,分别焯水后沥干。②冰糖、盐加清水放入锅中煮,待汤汁熬浓稠时,加入山药、胡萝卜翻炒均匀,然后加入蜂蜜搅拌即可。

南瓜

【每日用量】

100克。

【食疗作用】

具有补中益气、消炎止痛、化痰排脓等食疗作用,还有生肝气、益肝血等辅助功效,其类胡萝卜素可转化为维生素A,对上皮组织和骨骼发育有益。

【选购与保存】

挑选外形完整、瓜柄连着瓜身的新鲜南瓜。切开后去掉瓜籽,用保鲜袋装好放冰箱冷藏。

【适合人群】

适用于糖尿病、前列腺肥大、动脉硬化、便秘等病症患者以及中老年人。

【搭配宜忌】

搭配	功效
南瓜 + 牛肉	补脾健胃
南瓜 + 芦荟	美白肌肤
南瓜 + 辣椒 ❌	易腹部不适
南瓜 + 菠菜 ❌	会降低营养价值

【推荐菜品】

生拌南瓜丝 ········· 促进生长发育、利尿通便

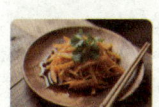

- **材料**：南瓜350克,盐少许,香油、生抽适量,香菜少许。
- **制作**：①将南瓜去皮洗净,切丝。②锅入水烧开,放入南瓜丝焯熟后,捞出沥干装盘,加盐、香油、生抽拌匀,撒香菜即可。

茄子

【每日用量】

60 克。

【食疗作用】

能活血化瘀、清热消肿、宽肠,可预防内痔出血,缓解便秘症状。还适用于肠风下血、热毒疮痈、皮肤溃疡等情况。

【选购与保存】

挑选均匀周正、老嫩适度、无瑕疵,且皮薄、籽少、肉厚的茄子。其表皮蜡质能保护自身,蜡质被冲掉后易腐坏。

【适合人群】

适用于发热、咯血、便秘、高血压、动脉硬化、坏血病、眼底出血等病症患者。

【搭配宜忌】

茄子 + 猪肉	✓	稳定血压
茄子 + 牛肉	✓	强身健体
茄子 + 蟹	✗	易伤肠胃

【推荐菜品】

茄子炖土豆 ········ 清热凉血、缓解便秘

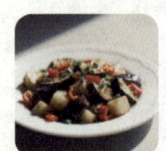

材料 茄子 150 克,土豆 200 克,油、甜椒、葱、盐各 20 克,高汤适量。

制作 ①土豆去皮切块,茄子切滚刀块,甜椒切丁,葱切花。②锅中油热后,放葱花炒香,加入土豆、茄子翻炒,再加入盐和高汤,大火煮 30 分钟。③装盘后撒上葱花即可。

土豆

【每日用量】

130克。

【食疗作用】

可健脾和胃、益气调中、缓急止痛、通利大便,适合脾胃虚弱、消化不良等人群食用。其所含的膳食纤维能促进胃肠蠕动。

【选购与保存】

挑选个头结实、没出芽、颜色单一的土豆。可和苹果放一起,利用苹果产生的乙烯抑制土豆发芽。

【适合人群】

适用于妇女白带者、皮肤瘙痒者、急性肠炎患者、习惯性便秘者、皮肤湿疹患者、心脑血管疾病患者。

【搭配宜忌】

土豆 + 黄瓜 ✓	润肠通便
土豆 + 豆角	除烦润燥
土豆 + 石榴 ✗	引起中毒

【推荐菜品】

西红柿烩土豆 …… 增强免疫力、通利大便

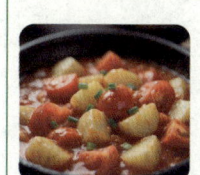

材料 土豆500克,西红柿100克,油、葱末、番茄酱、面粉、盐、胡椒粉、糖、味精各适量。

制作 ①土豆去皮切块,炸至半熟捞出;葱切末,西红柿切块。②锅中倒油烧热,炒香葱末和番茄酱,撒面粉炒香并加水调汁,放入盐、胡椒粉、西红柿、糖、味精,再加入土豆块。

芋头

【每日用量】

150克。

【食疗作用】

能补气养肾、健脾胃、强身健体,其含有的膳食纤维可促进肠胃蠕动,增强人体免疫功能。

【选购与保存】

挑选结实无斑点、个头匀称、拿起来轻、肉质细白的芋头。适合放在阴凉处,不宜放冰箱,低温时要放在室内温暖处,防止冻伤腐烂。

【适合人群】

适用于肠胃病、结核病、烫伤、便秘等病症患者。

【搭配宜忌】

芋头 + 大枣 ✓	健脾补虚	
芋头 + 牛肉	有助于改善食欲不振	
芋头 + 鱼头	增加抵抗力	
芋头 + 香蕉 ✗	易引发腹胀	

【推荐菜品】

奶汤蒸芋头 —— 开胃生津、补气益肾

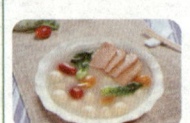

材料:芋头300克,火腿250克,圣女果200克,油菜200克,牛奶、糖各适量。

制作:①火腿切片,圣女果洗净,油菜焯水;芋头蒸熟后挖成圆形。②锅中倒水烧沸,放入芋头、火腿煮熟。③转小火加入圣女果、油菜,再加入牛奶、糖煮沸。

第二章 润肠通便的食物有哪些

黑木耳

【每日用量】

15克。

【食疗作用】

可补气血、滋阴、补肾、活血、通便，对便秘、痔疮、胆结石、贫血及心脑血管疾病有食疗效果，还有助于预防动脉粥样硬化和冠心病。

【选购与保存】

优质的黑木耳乌黑光润，背面略呈灰白色，身干肉厚，形状整齐，有弹性且味道清香。用塑料袋装好密封，常温或冷藏保存均可。

【适合人群】

适用于便秘、痔疮、胆结石、肾结石、膀胱结石、贫血等病症患者。

【搭配宜忌】

黑木耳 + 绿豆	降压、消暑
黑木耳 + 银耳 ✓	提高免疫力
黑木耳 + 田螺	不利于消化
黑木耳 + 茶 ✗	影响铁元素吸收

【推荐菜品】

木耳黄瓜 — 保肝护肾、宽肠通便

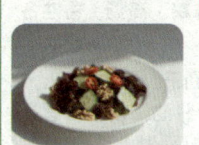

材料：黑木耳15克（干货），核桃仁20克，黄瓜100克，红椒、调味料各适量。

制作：①黑木耳泡发洗净，核桃仁洗净，黄瓜切小段，红椒切圈。②将黑木耳焯水沥干后放入盘中，加入黄瓜段、核桃仁，再加入调味料拌匀，撒上红椒圈。

香菇

【每日用量】

50克左右。

【食疗作用】

有补肝肾、健脾胃、理气养血等多种食疗功效,能降血压、血脂,有助于预防多种疾病,还能调节内分泌,缓解便秘等。

【选购与保存】

优质香菇菇伞肥厚,伞缘曲收,内侧乳白色,皱褶明显,菇柄短粗。新鲜香菇冷藏后可保鲜一周左右,干香菇应放在密封罐中,置于干燥避光处保存。

【适合人群】

适用于脾胃虚弱、高血压、便秘等病症患者。

搭配宜忌

香菇 + 木瓜	✓	降压减脂
香菇 + 豆腐		健脾养胃
香菇 + 鹌鹑肉	✗	面部易长黑斑
香菇 + 河蟹		易引起结石

【推荐菜品】

干焖香菇 ······ 排毒瘦身、润肠通便

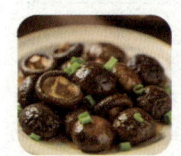

材料 水发香菇250克,食用油、葱、姜、酱油、糖、料酒、精盐、味精、高汤、香油各适量。

制作 ①水发香菇洗净焯水沥干。②锅置火上,用葱、姜炝锅,加入酱油、糖、料酒等调料和香菇,汤汁收浓后,淋上香油起锅。

第二章 润肠通便的食物有哪些

金针菇

【每日用量】

20 克。

【食疗作用】

具有补肝、益肠胃、缓解便秘的食疗功效，可辅助预防肝病、胃肠道炎症、溃疡、肿瘤等。

【选购与保存】

优质金针菇颜色为淡黄至黄褐色或色泽白嫩，菌盖和菌柄颜色有差异。颜色异常、有异味的可能经过特殊处理，不宜购买。可烫后放凉冷藏保存。

【适合人群】

适合气血不足、营养不良的老人、儿童及便秘患者食用。

【搭配宜忌】

金针菇 + 豆腐 ✓	益智强体
金针菇 + 鸡肉	益气补血
金针菇 + 牛奶 ✗	会引发心绞痛
金针菇 + 驴肉	会引起腹痛

【推荐菜品】

金针菇炖土鸡 …… 补充气血、润肠通便

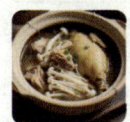

材料 土鸡250克，金针菇250克，盐适量。
制作 土鸡处理干净后放入砂锅，加水炖至九成熟，加入金针菇煮熟，后放入适量盐调味即可。

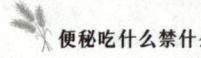

水果

苹果

【每日用量】

1~2个。

【食疗作用】

有润肺、健胃、生津等多种食疗功效,可帮助减肥和促进消化。

【选购与保存】

挑选个头适中、果皮光洁艳丽的苹果。阴凉处可放7~10天,冰箱保存时间更长。

【适合人群】

适用于慢性胃炎、便秘、高血压等多种疾病患者以及维生素C缺乏者。

【搭配宜忌】

苹果 + 银耳	润肺止咳
苹果 + 茶叶 ✓	保护心脏
苹果 + 胡萝卜	补充维生素
苹果 + 白萝卜 ✗	导致甲状腺肿

【推荐菜品】

青苹果瘦肉汤 —— 生津止渴、润肠通便

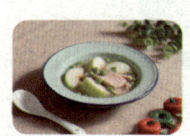

材料 青苹果1个,里脊肉200克,豌豆40克,盐适量。

制作 ①里脊肉洗净切片,青苹果洗净去核,豌豆洗净。②砂锅加水,放入肉片和苹果大火烧沸转小火煮20分钟。③再放入豌豆煮15分钟,最后加盐调味。

第二章 润肠通便的食物有哪些

梨

【每日用量】

1个。

【食疗作用】

能止咳化痰、清热降火，对高血压、便秘等有食疗效果，还能促进食欲、利尿解毒。

【选购与保存】

挑选果粒完整、坚实的梨。室内阴凉处或冰箱纸袋冷藏保存。

【适合人群】

适用于肺热咳嗽、便秘等病症患者。

【搭配宜忌】

梨 + 猪肺 ✓	清热润肺
梨 + 姜汁	止咳去痰
梨 + 螃蟹 ✗	易引发腹泻
梨 + 羊肉	消化不良

【推荐菜品】

西红柿雪梨汤 …… 消痰去火、清肠排毒

材料　雪梨2个，西红柿50克，小葱、奶油、番茄酱、蜂蜜、葡萄酒各适量。

制作　①雪梨、洋葱、西红柿、小葱洗净处理好。②锅中放奶油加热，下入葱丝、西红柿块炒软，加水、雪梨、番茄酱、蜂蜜煮开，中火煮5分钟，淋上葡萄酒，撒上少量葱花。

桑葚

【每日用量】

20颗。

【食疗作用】

可补肝益肾、生津润肠、明目乌发，促进消化和排便。

【选购与保存】

挑选果实大、圆润饱满、颜色深红紫黑的桑葚。

【适合人群】

一般成人，尤其女性、中老年人及用眼过度者。

【搭配宜忌】

桑葚 + 冰糖 ✓	补肝益肾
桑葚 + 蜂蜜	滋阴补血
桑葚 + 鸭蛋 ✗	易引起胃痛

【推荐菜品】

爽口桑葚猕猴桃汁 …… 滑肠润燥、生津止渴

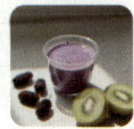

材料 20颗桑葚，2个猕猴桃，纯净水适量。

制作 ①桑葚洗净，猕猴桃去皮切片。②一起放入榨汁机榨汁，搅拌均匀。③倒入杯中即可。

香蕉

【每日用量】

1~2根。

【食疗作用】

能清热、通便、解酒、降血压，还可保护胃黏膜。

第二章 润肠通便的食物有哪些

【选购与保存】

挑选颜色黄黑泛红、带黑斑、表皮有皱纹的香蕉。用密封袋装好,挂在通风处。

【适合人群】

适用于口干烦渴、便秘、痔疮等病症患者。

【搭配宜忌】

香蕉 + 燕麦	✓	稳定血压水平
香蕉 + 芝麻		养心安神
香蕉 + 西瓜	✗	导致腹泻

【推荐菜品】

香蕉豆浆 —— 润肠通便、生津止渴

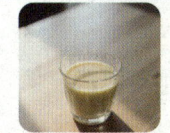

材料 黄豆50克,香蕉1根,白糖适量。

制作 ①黄豆浸泡变软洗净,香蕉去皮切块。
②倒入豆浆机搅打煮熟,加白糖拌匀。

桃

【每日用量】

1个。

【食疗作用】

有补心、解渴、促进消化的功效,还能预防便秘。

【选购与保存】

挑选果体大、形状端正、硬度适中的桃。放入冰箱冷藏保存。

【适合人群】

适用于低血糖、低血钾和缺铁性贫血、便秘患者。

【搭配宜忌】

桃 + 牛奶	✓	滋养皮肤
桃 + 莴笋		营养丰富
桃 + 白酒	✗	过量易腹泻

【推荐菜品】

杨梅桃汁 —— 润燥滑肠、生津止渴

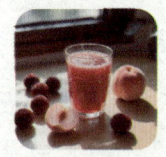

材料 杨梅30克,桃子50克,蜂蜜适量,纯净水少许。

制作 ①杨梅洗净去核,桃子洗净去皮去核。
②放入榨汁机,加纯净水榨汁,加蜂蜜搅拌均匀。

杏

【每日用量】

约50克。

【食疗作用】

能生津止渴、润肺定喘,促进胃肠蠕动。

【选购与保存】

挑选个大、色泽漂亮、味甜多汁的杏。用密封容器储存。

【适合人群】

适用于干咳无痰、便秘等病症患者。

【搭配宜忌】

杏 + 猪肺	✓	润肺止咳
杏 + 李子	✗	伤脾胃
杏 + 板栗		易引发胃痛

【推荐菜品】

杏子蜂蜜汁 —— 生津止渴、润肠通便

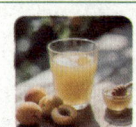

材料 杏2个,蜂蜜15毫升。

制作 ①杏洗净去核切块,放入榨汁机搅碎。
②倒入杯中后,再调入适量蜂蜜搅匀。

菠萝

【每日用量】

50 克左右。

【食疗作用】

可清暑解渴、消食止泻、补脾益胃。

【选购与保存】

挑选顶部充实、果皮变黄、果肉变软的菠萝。未削皮的常温保存,削皮后用保鲜膜包好,放冰箱不超两天,吃前用盐水浸泡。

【适合人群】

适用于身热烦躁、肾炎、高血压、便秘等病症患者。

【搭配宜忌】

菠萝 + 鸡肉	✓	镇静安神
菠萝 + 白萝卜	✗	产生不良反应
菠萝 + 鸡蛋	✗	产生不良反应

【推荐菜品】

菠萝牛奶蜂蜜汁 ········ 润肠生津、除烦止渴

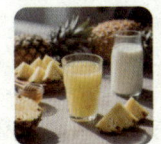

材料：菠萝半个,牛奶 150 毫升,蜂蜜适量。
制作：①菠萝去皮去心,用盐水浸泡后切块。
②放入榨汁机,加牛奶榨汁,去果渣,加蜂蜜拌匀。

杨梅

【每日用量】

5 颗左右。

【食疗作用】

能生津止渴、和胃消食,对抑制肿瘤细胞生长有辅助作用。

【选购与保存】

选果面干燥、个大浑圆、汁多味甜的杨梅。阴凉处保存。

【适合人群】

适用于胃气痛、便秘等患者。

【搭配宜忌】

杨梅 + 蜂蜜	✓	生津润燥
杨梅 + 白酒	✓	开胃
杨梅 + 鸭肉	✗	导致中毒
杨梅 + 生葱	✗	易腹痛

【推荐菜品】

冰镇杨梅 —— 生津止渴、和胃消食

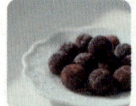

材料 杨梅500克,盐适量。

制作 杨梅洗净去蒂,用盐水浸泡半小时,冰箱冰冻1小时。

哈密瓜

【每日用量】

90克左右。

【食疗作用】

有利便、益气、清肺热、止咳的功效,还能促进造血功能。

【选购与保存】

黄皮的哈密瓜,皮越黄、网纹的纹路越清晰越好。切开后尽快食用或用保鲜膜包好放冰箱。

【适合人群】

一般人均可食用,但糖尿病患者不宜食用。

【搭配宜忌】

哈密瓜 + 银耳	✓	润肺止咳
哈密瓜 + 海鲜	✗	易腹泻

第二章 润肠通便的食物有哪些

【推荐菜品】

哈密瓜猕猴桃汁 ·········· 生津解热、利尿止渴

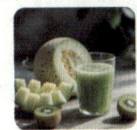

材料 哈密瓜100克，猕猴桃2个。
制作 ①哈密瓜去皮去籽切块，猕猴桃去皮切块。②一起放入榨汁机榨汁，然后倒入杯中即可。

火龙果

【每日用量】

60克。

【食疗作用】

能明目、降火、排毒养颜，有助于预防高血压和便秘。

【选购与保存】

挑选外观亮丽、果身饱满、颜色鲜紫红的火龙果。放在阴凉通风处储存。

【适合人群】

一般人均宜食用，糖尿病等患者须少食。

【搭配宜忌】

火龙果 + 虾	✓	增进食欲
火龙果 + 山楂	✗	产生不良反应
火龙果 + 鲜贝		产生有毒物质

【推荐菜品】

火龙果牛奶汁 ·········· 润肠通便、美容

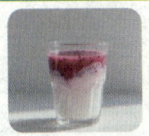

材料 火龙果1个，牛奶100毫升。
制作 火龙果去皮切块，与牛奶一起放入榨汁机榨汁。

无花果

【每日用量】

30～150克。

【食疗作用】

润肺止咳、清热润肠，用于预防咳喘、咽喉肿痛、便秘、痔疮等病症。其含有的多种酶能助消化、促食欲，多种脂类可润肠通便。

【选购与保存】

新鲜的选呈紫红色、触感稍软且无损伤的；干品选咖啡色、皮厚的。新鲜的宜即食，干品应隔绝空气密封干燥保存。

【适合人群】

适用于咽喉痛、咳嗽痰多、胸闷、便秘等患者。

【搭配宜忌】

无花果 + 板栗	✓	强腰健骨
无花果 + 梨		润肺止咳
无花果 + 螃蟹	✗	易引起腹泻
无花果 + 蛤蜊		易引起腹泻

【推荐菜品】

无花果蜂蜜酱 —— 养阴生津、清热除烦

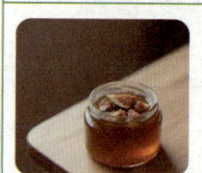

材料：无花果5个，蜂蜜50毫升，白糖适量。

制作：①无花果去皮切块，锅内加水，倒入无花果煮开。②煮至酱浓稠后关火放凉，加蜂蜜后，装入干净瓶子，3天内食用完。

肉类、海产

猪肉

【每日用量】

80~100克。

【食疗作用】

滋阴润燥、补虚养血，改善缺铁性贫血，对便秘、燥咳等病症有食疗作用。

【选购与保存】

挑选有光泽、红色均匀，按压后凹陷能立即恢复的猪肉。洗净分割成小块，装入保鲜袋放冰箱保存。

【适合人群】

生长发育期人群、术后病弱者，缺铁性贫血者及孕妇、哺乳期女性等。

【搭配宜忌】

猪肉 + 大蒜	✓	增强体质
猪肉 + 茶	✗	引起便秘

【推荐菜品】

双耳炒肉片 —— 补虚强身、滋阴润燥

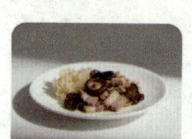

材料 香菇20克，黑木耳20克，银耳20克，猪肉150克，食用油、盐、姜、葱、水淀粉适量。

制作 ①香菇切片，木耳和银耳泡发撕朵，姜切片，葱切段，猪肉切片浆好。②热锅下油，炒肉片、姜片、葱段至变色后，加入双耳和香菇炒熟调味。

猪肠

【每日用量】
10～30克。

【食疗作用】
润肠、祛风、解毒、止血,去下焦风热、减少排尿次数,主要有助于预防肠风便血、血痢、痔漏、脱肛等,还能润燥、补虚、止渴,对虚弱口渴、便秘等有食疗作用。

【选购与保存】
挑选乳白色、质软有韧性、带黏液且无粪便污物的猪肠。冷冻保存。

【适合人群】
适用于痔疮患者、排尿频多者、便秘者。

【搭配宜忌】

猪肠 + 香菜		增强免疫力
猪肠 + 豆腐	✓	健脾和胃
猪肠 + 葱		健脾开胃
猪肠 + 甘草	✗	易引起腹痛

【推荐菜品】

猪肠煲豆腐 —— 清热解毒、润肠通便

材料 猪大肠200克,豆腐200克,食用油、香菜、胡萝卜、葱、盐各少许。

制作 ①猪大肠剪开洗净切条,豆腐切片,香菜切段,胡萝卜切丝,葱切末。②锅中注油烧热,炒熟大肠后放豆腐炒匀,注水焖煮。③熟后加盐调味,放葱,撒香菜和胡萝卜丝。

第二章　润肠通便的食物有哪些

猪血

【每日用量】

50克。

【食疗作用】

有助于预防便秘，还能补血，改善贫血面色。

【选购与保存】

挑选暗红色、质地较硬且易碎、切面粗糙有小孔、有淡淡腥味的猪血。放冰箱冷藏保存。

【适合人群】

适用于便秘患者、老年人、妇女以及从事粉尘、纺织、环卫、采掘的工作者，血虚头风眩晕者，肠道寄生虫病人腹胀嘈杂者。

【搭配宜忌】

搭配		功效
猪血 + 菠菜	✓	润肠通便
猪血 + 海带	✗	易导致便秘
猪血 + 大豆		易消化不良

【推荐菜品】

韭香豆芽猪血汤 ········· 补血养血、解毒清肠

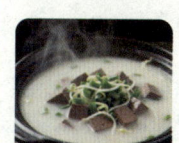

材料　猪血150克，黄豆芽45克，小葱10克，食用油、精盐、味精、香油各适量。

制作　①猪血洗净切条，黄豆芽洗净，小葱切碎，猪血焯水冲净。②净锅上火倒油，至黄豆芽出香味，加入适量水，下猪血，调味烧沸煲熟，淋香油，撒葱末。

鸭肉

【每日用量】

约50克。

【食疗作用】

大补虚劳、滋五脏之阴、清虚劳之热、补血行水、养胃生津、止咳止惊、保护心脏、缓解大便干燥。

【选购与保存】

挑选肉质新鲜、脂肪有光泽的鸭肉。将鸭肉切成小份，装保鲜袋密封，放冷冻室，能存3~6个月，随取随用。

【适合人群】

适用于营养不良、上火、水肿、虚弱、食少、大便秘结、肺结核、慢性肾炎水肿等病症患者。

【搭配宜忌】

鸭肉 + 山药	✓	滋阴润肺
鸭肉 + 豆豉		降低脂肪
鸭肉 + 鳖肉	✗	水肿腹泻
鸭肉 + 栗子		不易消化引发不适

【推荐菜品】

芋头鸭煲 —— 养胃生津、润肠通便

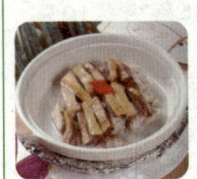

材料 鸭肉200克，芋头300克，食用油、盐、味精、生抽各适量。

制作 ①鸭肉洗净切块，冷水下锅焯水去血沫。②芋头去皮切滚刀块。锅内倒油烧热，下鸭块炒至微黄，加水焖煮15分钟。③放入芋头煮至软糯，加少许盐、味精、生抽调味即可。

鳕鱼

【每日用量】

90 克左右。

【食疗作用】

鳕鱼肉、骨、鳔、肝均可入药,对跌打损伤、脚气、咯血、便秘、褥疮、烧伤等有食疗效果。其肝油对抑制结核杆菌、液化坏疽组织有辅助疗效。

【选购与保存】

新鲜鳕鱼肉略带粉红色,冰冻的为白色。挑选鱼身圆润、肉质有弹性的鳕鱼。表面抹盐,用保鲜膜包好放冰箱冷冻保存。

【适合人群】

适用于便秘、脚气、咯血等病症患者。

【搭配宜忌】

鳕鱼 + 咖喱		易于消化
鳕鱼 + 辣椒	✓	增加食欲
鳕鱼 + 洋葱		保护血管
鳕鱼 + 香肠	✗	损害肝功能

【推荐菜品】

清蒸鳕鱼泥 ———— 润肠通便、活血止痛

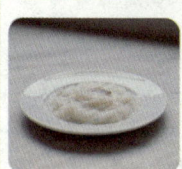

材料 鳕鱼片 200 克,鸡蛋 1 个,盐少许,胡椒粉适量。

制作 ①鳕鱼洗净去皮骨切丁,加盐和胡椒粉拌匀。②移入蒸锅,大火快蒸 5 分钟后熄火,趁热打入鸡蛋拌匀。

海参

【每日用量】

80克。

【食疗作用】

有补肾益精、滋阴健阳、补血润燥、调经祛劳等食疗作用,可增强抵抗力,改善睡眠,通肠润燥,改善便秘。

【选购与保存】

挑选参刺排列均匀、肉质肥厚、含盐量低的海参。泡发时勿沾染油脂、碱、盐,发好后不宜冷冻,一次不宜发太多。

【适合人群】

适用于气血不足、肾阳不足、肝炎、高脂血症、冠心病、动脉硬化、便秘等患者。

【搭配宜忌】

海参 + 鸭肉	✓	滋补五脏
海参 + 菠菜		生津润燥
海参 + 柿子	✗	引起腹痛
海参 + 醋		影响营养吸收

【推荐菜品】

海参过油肉 ······ 补血润燥、滋阴补肾

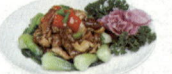

材料　海参200克,猪肉200克,上海青100克,食用油、青椒、红椒、盐、酱油、水淀粉、红心萝卜各适量。

制作　①海参切条,猪肉切块,上海青焯熟摆盘,青椒、红椒切菱形片。②起油锅,炒海参、猪肉至变色后加青椒、红椒,调味,快熟时勾芡,盛在上海青上,红心萝卜做装饰。

海带

【每日用量】

15 克。

【食疗作用】

化痰、软坚、清热、降血压，对预防夜盲症、维持甲状腺正常功能、抑制乳腺癌发生有辅助功效，有助于预防肥胖症，促进肠道蠕动，加速排便。

【选购与保存】

挑选质厚实、形状宽长、干燥、色淡黑褐或深绿、边缘无碎裂或黄化的海带。洗净用淘米水泡煮后切段，分装冷冻保存。

【适合人群】

适用于甲状腺疾病患者、心血管疾病患者、便秘人群、肥胖人群及糖尿病患者等。

【搭配宜忌】

海带 + 木耳	✓	促进营养吸收
海带 + 冬瓜		降血脂、降血压
海带 + 猪血	✗	易引发腹痛
海带 + 柿子		易形成结石

【推荐菜品】

海带蒸肉 ······ 泄热利水、散结抗癌

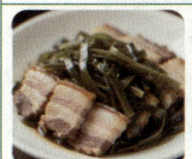

材料 五花肉 300 克，海带 200 克，盐少许，味精适量。

制作 ①猪肉洗净切条腌渍，海带泡好洗净。
②用海带卷五花肉切段，放入锅中蒸熟。

紫菜

【每日用量】

15克。

【食疗作用】

紫菜中的膳食纤维，可以促进肠道蠕动，加速排便，将有害物质排出体外，保持肠道健康。紫菜含碘量很高，可缓解因缺碘引起的"甲状腺肿大"。

【推荐菜品】

【选购与保存】

以色泽紫红、无杂质、干燥的紫菜为佳。紫菜最好装在密封干燥的黑色塑料袋中，放置在清洁、阴凉、避光处或冰箱内。

【适合人群】

适用于便秘患者、胃溃疡患者、头皮屑增多者等。

【搭配宜忌】

搭配	宜忌	说明
紫菜 + 白萝卜	✓	清心开胃
紫菜 + 田螺	✓	营养丰富
紫菜 + 柿子	✗	不利消化

肉末紫菜豌豆粥 …… 润肠通便

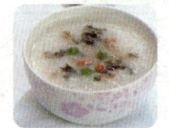

材料 大米100克，猪肉50克，紫菜20克，豌豆30克，胡萝卜30克，盐、鸡精各适量。

制作 ①紫菜泡发，洗净；猪肉洗净，剁成末；大米淘净，泡好；豌豆洗净；胡萝卜洗净，切成丁。②锅中加水，放进大米、豌豆、胡萝卜，大火烧开，下猪肉至熟。③小火将粥煮成，放进紫菜拌匀，加盐、鸡精即可。

第二章 润肠通便的食物有哪些

干果

核桃仁

【每日用量】

5～10个。

【食疗作用】

丰富的不饱和脂肪酸可减少肠道对胆固醇的吸收、润肠治便秘，含有的维生素有延缓衰老、健脑等食疗效果。

【选购与保存】

挑选个大、外形圆整、干燥、壳薄、色泽白净、表面光洁、壳纹浅而少者。带壳核桃风干保存，核桃仁用有盖容器密封放阴凉处防潮。

【适合人群】

适合孕妇及便秘患者。

【搭配宜忌】

搭配		功效
核桃仁 + 茯苓	✓	润肠通便
核桃仁 + 鳖肉	✗	导致中毒
核桃仁 + 白酒	✗	导致血热

【推荐菜品】

油菜拌核桃仁 …… 润肠通便

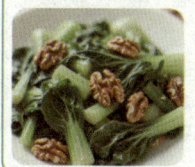

材料 核桃10颗，油菜100克，橄榄油、盐各适量。

制作 ①油菜洗净切段，可焯熟或生食。②热锅中加橄榄油，爆香核桃仁后关火，加入油菜，撒盐拌匀。

腰果

【每日用量】

10～15颗。

【食疗作用】

补脑养血、补肾、健脾、下逆气、止久渴，对食欲不振、心力衰竭、下肢水肿及多种炎症有食疗作用，有助于预防夜盲症、干眼症及皮肤角化，增强人体抗病能力。其含有丰富油脂，可润肠通便、润肤美容、延缓衰老。

【选购与保存】

挑选外观呈完整半月牙形、色泽白、饱满、气味香、油脂丰富、无虫蛀、无斑点的腰果。干燥保存。

【适合人群】

适用于便秘、风湿性关节炎、高血压、尿结石患者。

【搭配宜忌】

腰果 + 糯米	润五脏、健脾养胃
腰果 + 莲子	安神、补虚强心
腰果 + 鸡蛋	易腹痛、腹泻
腰果 + 虾仁	导致高钾血症

【推荐菜品】

腰果豆浆 …… 清热除烦、润肠通便

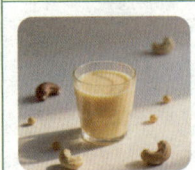

材料：黄豆40克，腰果25克，莲子、板栗、冰糖各适量。

制作：①黄豆浸泡至软洗净，腰果、板栗、莲子处理好泡软。②将所有食材放入豆浆机搅打成豆浆，煮沸后加冰糖拌匀。

葵花籽

【每日用量】

约50克。

【食疗作用】

补虚损，降血脂，可辅助疗养高脂血症、动脉硬化等疾病，保护心脏功能，有助于预防高血压。其含有维生素E，可延缓衰老、提高免疫力，有助于预防心血管疾病。其所含植物固醇和磷脂能促进肠道蠕动。

【选购与保存】

炒葵花籽应选颗粒大，子仁饱满结实、皮壳厚、表面为黑底白纹、无虫孔者。密封保存。

【适合人群】

高脂血症、动脉硬化和高血压患者，神经衰弱的失眠者，蛲虫病人。

【相宜搭配】

葵花籽 + 母鸡	可缓解高血压
葵花籽 + 芝麻 ✓	润肠通便
葵花籽 + 燕麦	润肠通便
葵花籽 + 核桃	补血活血

【推荐菜品】

葵花籽仁苹果牛奶汁 ···· 生津除烦、润肠通便

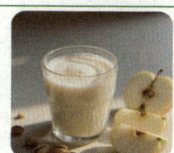

材料　葵花籽仁50克，苹果1个，牛奶200毫升，蜂蜜适量。

制作　①葵花籽仁爆炒1分钟，苹果洗净切块。②将所有材料放入榨汁机榨汁，调入蜂蜜。

松子仁

【每日用量】

20克。

【食疗作用】

强肾补骨、滋阴养液、补益气血、润燥滑肠，可用于肝肾阴虚所致多种病症以及病后体虚等情况。

【选购与保存】

挑选颗粒饱满、大而均匀、色泽光亮、干燥者。置于通风干燥处储存。

【适合人群】

适用于中老年体质虚弱、大便干结者，以及慢性支气管炎、久咳无痰等病症患者。

【搭配宜忌】

松子仁 + 鸡肉	健脾胃
松子仁 + 蜂蜜 ✓	缓解大便干结
松子仁 + 桂圆	养胃滋补
松子仁 + 羊肉 ✗	易引起腹胀

【推荐菜品】

松仁绿豆蜂蜜糊 …… 清热解毒、润肠通便

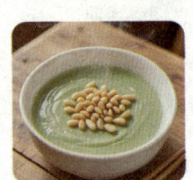

材料 松子仁10克，绿豆100克，牛奶100毫升，蜂蜜20毫升，白糖10克。

制作 ①将白糖溶化，松子仁炒熟。②绿豆洗净，留几颗松子仁，其余与绿豆、牛奶、糖水放入榨汁机打成糊。③绿豆糊煮熟放凉，淋上蜂蜜，撒上松子仁。

饮品

蜂蜜

【每日用量】

约20毫升。

【食疗作用】

对改善血液成分、增强心脑血管功能有一定的食疗作用,助睡眠,保护肝脏,抑制脂肪肝形成,迅速补充体力,消除疲劳,增强抵抗力,能润肠通便、促进消化。

【选购与保存】

挑选色浅、光亮透明、黏稠适度的蜂蜜,用手指搓捻无粗糙感。避光,通风,保持干燥,室内温度过高时放冰箱冷藏室保存。

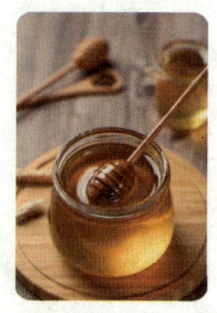

【适合人群】

适用于便秘患者及高血压患者等。

【搭配宜忌】

蜂蜜 + 牛奶	✓	滋补身体
蜂蜜 + 螃蟹		易引发中毒
蜂蜜 + 豆腐	✗	损伤机体功能
蜂蜜 + 莴笋		易产生不良反应

【推荐菜品】

胡萝卜蜂蜜汁 —— 补肝明目、润肠通便

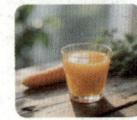

材料 胡萝卜1根,蜂蜜20毫升。

制作 胡萝卜去皮洗净,放入榨汁机榨汁,加入蜂蜜搅拌均匀。

酸奶

【每日用量】

100~300克。

【食疗作用】

有生津止渴、补虚开胃、润肠通便、降血脂等辅助功效。

【选购与保存】

不选不凝固或凝块不紧密等质量不佳的,选低糖或低脂、蛋白质含量合适的。用密封保鲜盒放冰箱保存。

【适合人群】

适用于肠燥便秘之人。

【搭配宜忌】

酸奶 + 荔枝	✓	养颜美容
酸奶 + 黄豆	✗	影响钙的吸收
酸奶 + 柿子		易消化不良

【推荐菜品】

草莓酸奶汁 —— 润肺生津、清热凉血

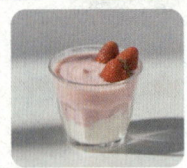

材料 草莓100克,鲜奶600毫升,酸奶200毫升。

制作 ①草莓洗净去蒂捣成泥,容器消毒。②将部分鲜奶与酸奶搅匀,再倒入剩余牛奶和草莓泥,装入酸奶杯子。

牛奶

【每日用量】

250~500克。

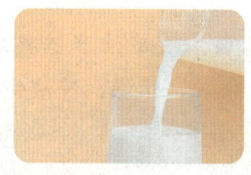

【食疗作用】

补虚损，益肺胃，生津润肠，适用于久病体虚、气血不足等多种患者。

【选购与保存】

挑选新鲜、无杂味、色乳黄、味浓郁的。冷藏保存。

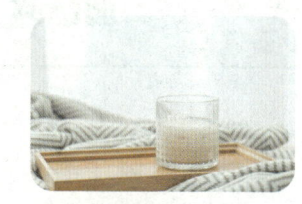

【适合人群】

适用于高血压患者、动脉硬化患者、肠燥便秘者以及失眠患者等。

【搭配宜忌】

牛奶 + 大枣 ✓	开胃健脾
牛奶 + 蜂蜜	缓解痛经
牛奶 + 醋 ✗	轻微腹胀

【推荐菜品】

牛奶香蕉糊 — 滋阴生津、润肠通便

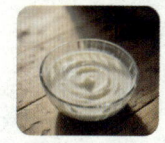

材料：牛奶200毫升，香蕉1根，蜂蜜适量。

制作：香蕉去皮切块，与牛奶放入搅拌机搅拌均匀，加入蜂蜜即可。

调味酱、食用油

芝麻酱

【每日用量】

10克。

【食疗作用】

其含有的卵磷脂可防止头发出现问题，大量油脂可润肠通便，还能增加皮肤弹性。

【选购与保存】

避免挑选瓶内浮油多的芝麻酱。用清洁容器盛装，存于阴凉、干燥、清洁处。

【适合人群】

骨质疏松患者、缺铁性贫血患者以及便秘患者。

【搭配宜忌】

芝麻酱 + 冰糖		润肺、生津
芝麻酱 + 柠檬	✓	红润脸色
芝麻酱 + 冬瓜		抗衰减肥
芝麻酱 + 巧克力	✗	影响矿物质吸收

【推荐菜品】

芝麻酱黄瓜沙拉　　清热生津、润肠通便

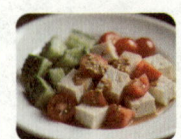

材料：芝麻酱适量，黄瓜半根，番茄1个，圣女果5颗，橄榄油适量。

制作：①豆腐切块蒸熟，黄瓜、番茄、圣女果洗净切块。②将所有食材混合，加入橄榄油和芝麻酱拌匀。

橄榄油

【每日用量】

约 25 毫升。

【食疗作用】

降血脂、血糖，还能减少胃酸，有助于预防胃炎等疾病，减少胆囊炎和胆结石发生，改善消化功能，防止便秘。

【选购与保存】

挑选油体透亮，呈浅黄、黄绿、蓝绿、蓝等颜色，有果香味的橄榄油。避免强光照射、高温，勿放入一般金属器皿保存。

【适合人群】

便秘患者以及孕妇。

【相宜搭配】

橄榄油 + 芹菜	清热利湿
橄榄油 + 菠菜 ✓	润燥滑肠
橄榄油 + 燕麦	益肝和胃
橄榄油 + 绿豆芽	可防止便秘

【推荐菜品】

橄榄油拌圣女果 …… 润肺生津、滋阴凉血

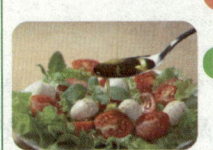

材料　圣女果 20 颗，生菜 50 克，鹌鹑蛋 100 克，调味料、橄榄油、蒜蓉、盐、糖各适量。

制作　①鹌鹑蛋煮熟剥壳微炸沥油，热锅留底油爆香蒜蓉，加入圣女果翻炒。②生菜洗净撕小块，将鹌鹑蛋、圣女果、生菜装盘，浇上橄榄油。

第三章　便秘患者慎吃的食物有哪些

谷物、豆类及豆制品

糯米

糯米一是黏度高，不好消化，脾胃虚弱的人别多吃，吃多了会加重因积食导致的便秘；二是性温热，湿热、发烧咳嗽、黄疸患者不能吃，津液不足、痰热内阻的便秘者吃了会加重症状。

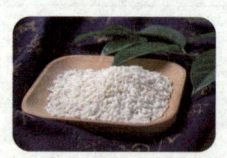

薏米

其性寒凉，脾胃虚寒的人不能多吃。脾肾阳虚的便秘者本身身体就偏寒，吃了会加重不适症状。另外，虚性便秘者，如气虚便秘的人，吃了会让气机凝滞，加重便秘症状。

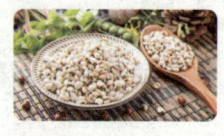

高粱

高粱性温，其所含单宁（尤其是红高粱）具有收敛性，过量摄入可能抑制胃肠蠕动，加重便秘。对于热结便秘或阴虚津亏型便秘患者，温性的高粱可能进一步耗伤津液，建议严格控制摄入量，并优先选择白高粱（单宁含量低于0.1%）或充分蒸煮软化后食用。

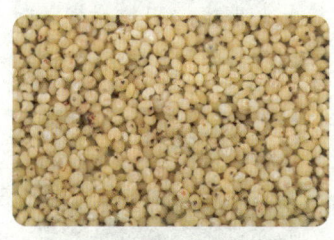

腐乳

高盐饮食会导致体内水分滞留，肠道内水分减少，粪便干硬加重便秘。此外，腐乳发酵产生的胺类物质可能刺激肠道，导致部分人出现腹胀或排便不畅，因此便秘患者应慎食腐乳。

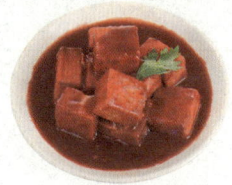

臭豆腐

臭豆腐属于油炸食物，吃多了会消耗津液，让便秘更严重；其发酵过程中产生的物质对健康不利，吃多了还容易引发胃肠道疾病。

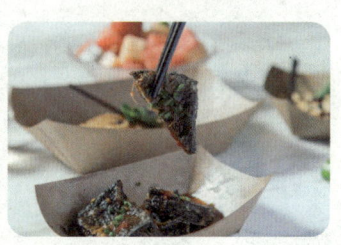

蔬菜

香椿

它是发物,有瘤疾、慢性病的人不宜吃。而且其性温热,吃多了易积热生燥,损耗阴液,肠道失去滋润就会引发便秘,燥热内结或津液不足的便秘者吃了会加重症状。

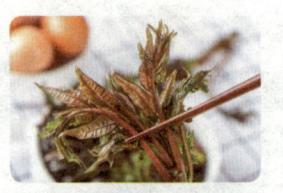

芥菜

多吃芥菜伤身体。津液不足的便秘者吃了会加重便秘,长期便秘可能引发肝性脑病,吃芥菜会更严重。另外,它是温热食物,吃多了易上火生痰、积热生燥,对燥热内结型便秘者不利。

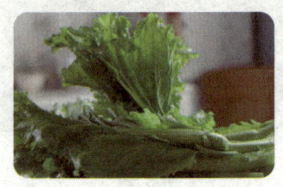

莼菜

其性寒凉,吃多了伤脾胃、发冷气、损毛发,一般人不宜多吃。脾肾阳虚型便秘者本身体质寒凉,吃了症状会加重,还会让体内气虚,使肠道传送无力,加重便秘。

第三章 便秘患者慎吃的食物有哪些

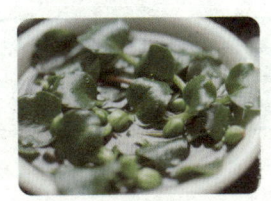

阳虚型便秘者吃了寒凉食物后，寒凉症状会加重，还会使肠道推送无力，加重便秘。

香菜

香菜虽气味清香，但多食、久食有不良影响，有口臭等问题的人要少吃。其性温热，热毒痈肿者不能吃，一般人吃多了易上火、损耗津液，燥热内结和津液亏虚型便秘者吃了会加重便秘。

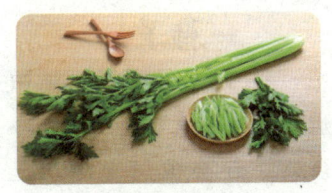

豇豆

适量吃豇豆能补中益气、补肾健脾，但豆类易产生气体，气滞便秘者别吃。此外，生豇豆、没炒熟的豇豆有毒，不能吃。

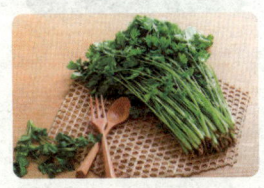

芹菜

其性寒凉，脾胃虚寒、肠滑不固的人别吃。脾肾

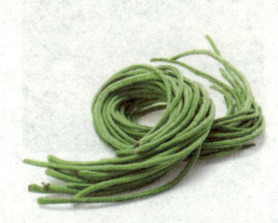

水果

柿子

柿子性寒凉，脾肾阳虚型便秘者吃了会加重寒冷表现，还会使肠道蠕动无力，加重便秘。此外，不宜多吃，也不宜空腹、酒后吃，且不能和红薯、螃蟹同食，因其含有的鞣质等成分会形成难溶硬块或不易消化的物质。

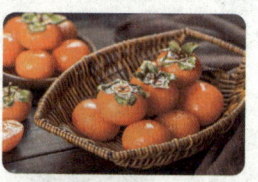

葡萄

一般认为葡萄不宜多食。其性温热，燥热内结型便秘者吃了会加重内热，进而加重便秘。此外，葡萄含糖量高，糖尿病患者、阴虚内热者以及津液不足的便秘者均不宜食用。

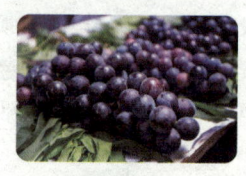

樱桃

樱桃性温热，内热重者、易上火者及热性病患者不宜吃。燥热内结型便秘者本就内热重，吃了会加重便秘。樱桃虽然营养丰富可治贫血，但钾含量高，肾病患者不宜食用。

第三章 便秘患者慎吃的食物有哪些

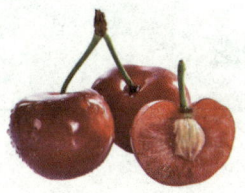

荔枝

荔枝吃多了会出现腹胀、肚痛等症状。其性温，多吃易上火，燥热内结和津液不足型便秘者吃了会加重病情。

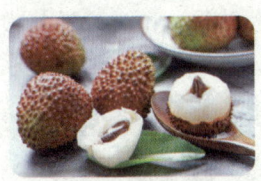

板栗

板栗淀粉含量高，多吃易导致腹胀、腹痛。生吃不易消化，熟吃多了易气滞，饮食不节、食积停滞的便秘者吃了会加重症状。其性温热，多吃易上火，阳结和津血不足的便秘者吃了会加重内热和便秘症状。

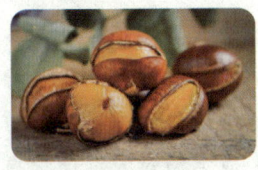

石榴

石榴能生津止渴，但多吃伤牙，且酸性成分多，空腹吃易伤胃肠壁。它是温热型水果，多吃会生痰、积热，痰热内阻或燥热内结型的便秘患者吃了会加重便秘症状。

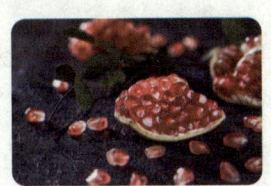

肉类、海鲜

鸡肉

鸡肉性温且油腻，燥热内结型便秘者吃了会加重症状。炖鸡汤对虚型便秘有一定作用，但吃多了会加重肠胃负担，让便秘更严重。

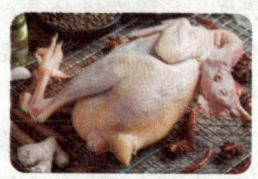

羊肉

羊肉是温补食物，多吃易损耗津液，让肠道燥热，不管是燥热内结型还是虚型便秘患者，吃了都会加重症状。

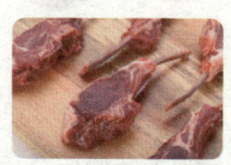

腊鱼

鱼肉经过腌渍后其质地都较干，不易嚼烂，也容易耗损津液，不适宜燥热内结和体内津液不足所致的便秘者食用，吃了会加重便秘症状。

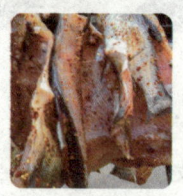

猪脑

猪脑性寒凉，吃多了

会让肠道传送无力,加重便秘。而且胆固醇含量极高,吃多了会增加患心血管疾病的风险,而动脉硬化又会进一步加重便秘。

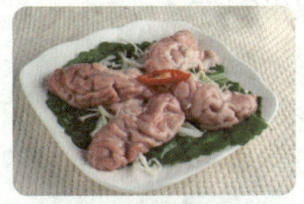

咸肉

咸肉含有不宜过量摄入的嗜盐菌和亚硝酸盐,盐分较高,吃多了对健康不利,还会加重津液不足型便秘患者的症状。

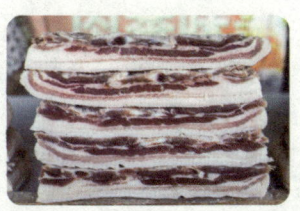

熏肉

熏肉含有致癌物质,盐分高,会损耗津液,加重肠道干燥和便秘症状,还伤肾。

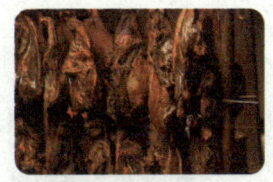

腌火腿

腌火腿在制作时添加了很多盐和亚硝酸钠,吃多了会导致高血压等问题,还会加重脾虚导致的积食、便秘症状。

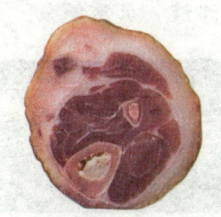

炸鸡

鸡肉经油炸后营养流失,而且吃油炸食物易损耗津液,加重津血不足型便秘患者的症状,对女性的危害较大。

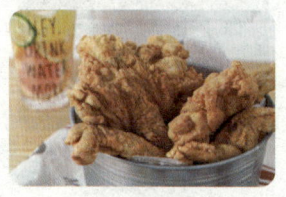

烤肉

直接用火烤肉可能产生致癌物质,而且烤肉的蛋白质和脂肪多,吃多了易引起消化不良,还会燥热伤阴,损耗津液,加重便秘。

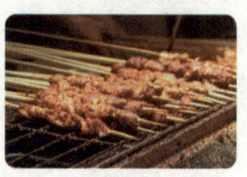

虾

虾胆固醇高,吃多了可能引发心血管疾病,导致便秘。此外,还可能损耗津液,加重燥热内结和津液不足型便秘患者的症状。

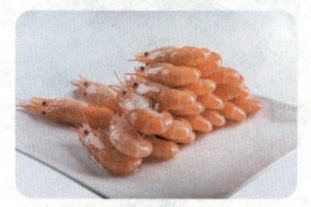

虾皮

虾皮性温热,是动风发物,过敏等人群不能吃。易上火的人和燥热内结型便秘患者吃了会加重症状。

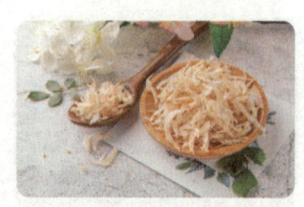

调味品

桂皮

桂皮香味浓郁，放多了会影响食欲，且有一定毒性，用多了可能会有头晕等毒性反应。其性大热，阴虚内热、津血亏虚和热性便秘、虚性便秘患者吃了会加重症状。

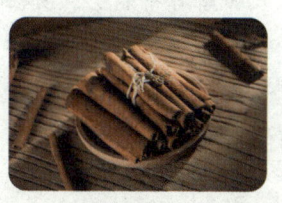

小茴香

小茴香性温热，阴虚燥热者不能吃。燥热内结型便秘患者吃了会加重症状，还会消耗肠道水分，导致肠道干燥。孕妇也不宜吃。

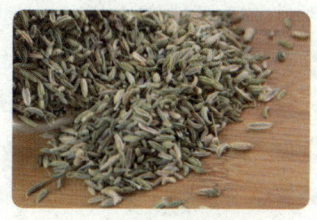

孜然

孜然性温热，阴虚火旺、便秘、痔疮患者不能吃。燥热内结和津血不足型便秘患者吃了会加重肠道干涩症状，长期食用还会增加患癌风险。

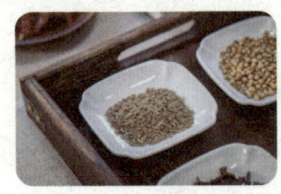

干辣椒

干辣椒是辛热食物,含辣椒素,刺激皮肤,吃多了皮肤会变黄。阴虚燥热、内热火旺者不能吃,热性便秘和虚性便秘患者吃了会加重症状,吃多了还会刺激肠胃。

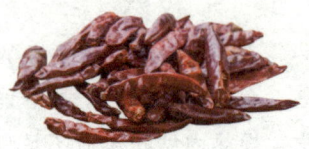

朝天椒

朝天椒大辛大热,多吃容易上火积热,损耗阴液,夏天不宜多吃。燥热内结型便秘患者吃了会加重肠道干燥症状,还会刺激肠胃,损伤胃黏膜。

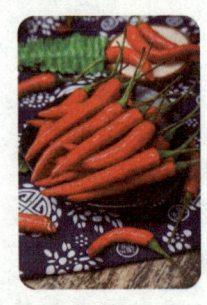

剁椒

剁椒大辛大热,阴虚火旺等患者不能吃。便秘者多数内热较重,吃了会加重便秘症状,且吃多易损伤肠胃壁。

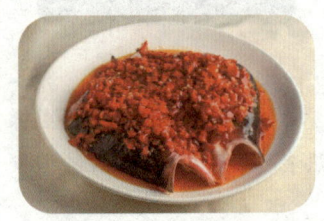

胡椒

胡椒刺激性强,可能引发或加重多种疾病,特别是有咽喉、痔疮问题的人不宜多吃。它是辛热品,夏天不宜大量食用,会使肠道干燥,加重便秘症状。

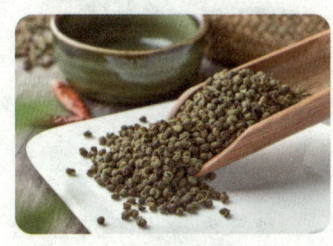

花椒

花椒是天然香料,可能会改变细胞遗传功能,增加患癌风险。其性温热,阴虚火旺、津血亏虚者不能吃,燥热内结和津血不足型便秘患者吃了会加重内热和便秘。

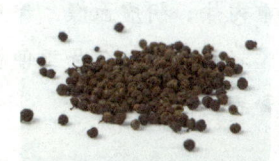

咖喱粉

咖喱粉由多种香辣辛料混合制成,适量食用能开胃,但性热,吃多了易上火。阴虚火旺、津液不足、燥热内结型便秘患者吃了会加重便秘,还会刺激胃酸分泌。

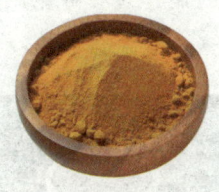

芥末

芥末刺激性强,不宜多吃,有肠胃疾病和眼疾的人不能吃。其性温热,吃了会加重内热，阴虚血燥、津血亏虚者不能吃，会加重便秘患者的症状。

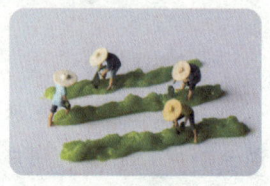

豆瓣酱

豆瓣酱经过腌制且辛辣刺激，燥热内结、阴虚火旺等热性便秘患者吃了会加重症状。制作过程可能产生肉毒毒素，吃多会中毒。

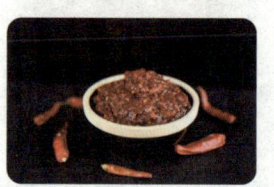

大蒜

大蒜辛辣刺激，性温燥，吃多对眼睛不好，阴虚火旺、内热重者不能吃，热性便秘患者吃了会加重症状。虽然它能杀菌，但也会妨碍B族维生素的吸收，长期过量食用可能导致贫血。

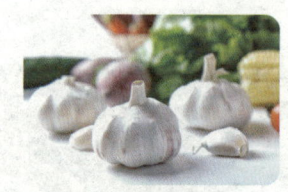

生姜

秋天和晚上不宜吃姜，腐烂的不能吃。它是辛热之品，有燥热症状者不能吃，燥热内结型便秘患者吃了会加重便秘症状。

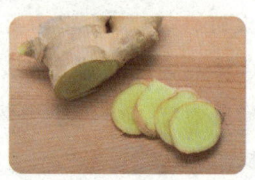

饮品

浓茶

浓茶中含有大量鞣酸,会与食物中的蛋白质结合生成不易消化的鞣酸蛋白,导致便秘。浓茶还易阻碍铁吸收,引发缺铁性贫血,加重便秘症状。

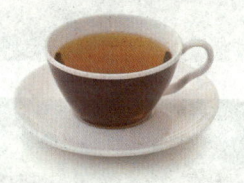

红茶

红茶含有类似咖啡因的成分,会使大脑中枢神经系统兴奋,加重便秘患者的情绪问题。它是温性饮品,胃热、阴虚内热、燥热内结型便秘患者饮用后,会加重内热和便秘症状。

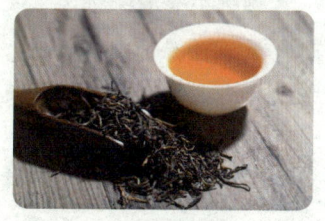

桂花茶

桂花性温辛,胃热脘痛、阴虚火旺等热性病患者不宜饮用。阴虚内热、痰热内阻、燥热内结型便秘患者饮用后会加重内热和便秘症状,但脾肾阳虚的便秘患者可适量饮用。

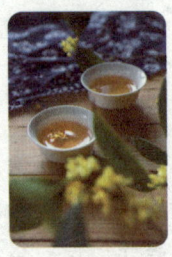

咖啡

咖啡中含有咖啡因,长期大量饮用会使心率加快、血压升高,刺激大脑,干扰大脑正常运转。它属于温热饮品,阴虚内热、胃热较重和热性便秘患者饮用后会加重便秘症状。

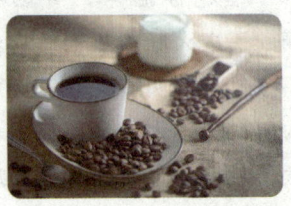

白酒

白酒酒精度数较高,须经肝脏解毒后排出。多喝会增加肝脏负担,引发肝脏疾病,还可能导致肠胃疾病、损害大脑。因肝脏代谢功能减弱引起便秘的患者饮用后会加重对肝脏的损害,不利于病情恢复。

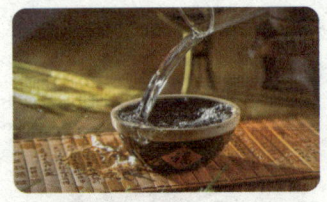

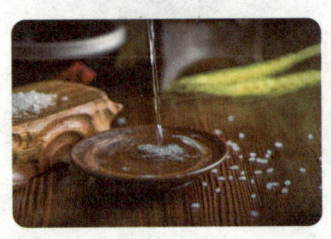